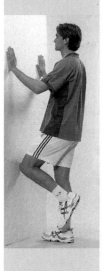

Muskeltuning
Fit for MATCH

Durch eine vorbereitende Kräftigungs- und Dehnungs-
gymnastik vor dem Spiel und nach der Aufwärmphase.

Herstellung und Verlag:
Books on Demand GmbH, Norderstedt
ISBN 978-3-837-09369-8

1. Auflage 2009

Muskeltuning – Fit for MATCH

Einführung

Zahlreiche Studien von Sportbewegungen im Labor haben gezeigt, dass Maximal- und Schnellkraftleistung durch Dehnen primär negativ beeinflusst werden. Hierfür werden ursächlich biomechanische, neuromuskuläre und psychophysiologische Ursachen diskutiert.

Man unterscheidet 2 Reaktionen der Muskeln:

1. Tonische Muskulatur mit Haltefunktion, welche zur Verkürzung neigt.

2. Phasische Muskulatur mit Bewegungsfunktion, welche zur Abschwächung neigt.

Der Normalzustand ist ein muskuläres Gleichgewicht zwischen Länge und Dehnfähigkeit der tonischen Muskulatur sowie normaler Kraft der phasischen Muskulatur.
Sowohl die Haltefunktion als auch die Bewegungsfunktion werden über einen Regelkreis gesteuert. Zwischen beiden Muskelgruppen besteht die Beziehung, dass ein verkürzter tonischer Muskel seine phasischen Gegenspieler(Antagonisten) und seine Synergisten hemmt. Durch Fehl- oder Überbelastung im Tennissport, durch Verletzungen oder fehlerhafte Trainingsmethoden kann dieses Gleichgewicht gestört werden und es kommt zu einer muskulären Dysbalance. Dies wiederum setzt die Belastbarkeit des Bewegungsapparates herab und die Verletzungsanfälligkeit der Muskulatur wird erhöht. Damit kommt es zur Überbelastung der Gelenke und der Wirbelsäule, zu Reizzuständen der Sehnen und Bänder sowie zu Muskelzerrungen.

Als vorbereitende Zweckgymnastik nach 15 Minuten Aufwärmen empfehle ich 30 bis 60 Minuten vor dem Match ein isometrisches Anspannen der phasischen Muskulatur und ein dynamisches, aktives Dehnen der tonischen Muskulatur. Damit erhält man die richtige Grundspannung der Muskulatur und beugt Verletzungen vor.

Biologische Hintergründe

Der Ablauf der Motorik erfolgt in erster Linie durch Regelkreise zwischen Rückenmark und Muskel. Den Regelkreis der Motorik vor dem Match richtig in Gang zu setzen, also anzuregen, heißt, im System zu arbeiten und Synergisten und Antagonisten in ihrer Wirkung zu berücksichtigen.
Dabei ist die Aktivität des Nervensystems sowie die nervale Versorgung der Muskelgruppen zu berücksichtigen.

Es existieren 2 Fühler für den Empfang von Reizen, die wir Rezeptoren nennen. Sie reagieren bei Muskelkontraktion oder bei ihrer Dehnung:

1. Muskelrezeptor = Muskelspindel; sie ist der Dehnungsfühler
2. Sehnenrezeptor = Golgiapparat; er ist der Spannungsfühler

1. Muskelspindel

Sie wird bei Dehnung der Muskulatur aktiviert im Sinne eines Reflexbogens:
Die Vorderhornzelle im Rückenmark wird informiert, ein Impuls ergeht zum Muskel, was zur Kontraktion führt, welche der Dehnung entgegenwirkt = Alpha-Fasern oder Alphamotorisches System.

Das Gammamotorische System der Muskelspindel misst die Muskellänge durch intrafusale Fasern = Gamma-Fasern.
Die beiden Enden der intrafusalen Fasern verfügen über motorische Nerven, welche die Länge und die Spannung der Spindel regulieren und sich somit der wechselnden Muskellänge anpassen können.
Diese Gamma-Motoneuronen machen 30 % der efferenten motorischen Fasern aus, welche das motorische Vorderhorn im Rückenmark verlassen.

Das Gammasystem besteht histologisch und entwicklungsgeschichtlich aus 2 Arten von motorischen Faser-Endigungen in den intrafusalen Muskelfasern, welche die Sensibilität messen.

1. Phasische (dynamische) Sensibilität, welche auf Geschwindigkeit des Muskelzuges reagiert. Diese neigt zur Abschwächung und Ermüdung.
2. Tonische (statische)Sensibilität, welche auf Amplitudenänderung des Muskelzuges reagiert. Diese neigt zur Verkürzung.

Die Muskelspindeln bilden somit die Sinnesorgane eines Rückkopplungssystems (=Regelkreis), das der Aufrechterhaltung einer ganz bestimmten Muskellänge dient. Um den entsprechenden Regelkreis, der von Natur aus zum Schutz gegeben ist, nicht zu unterbrechen (mit entsprechenden Nachteilen), soll die phasische Muskulatur angespannt und die tonische aktiv gedehnt werden.

2. Sehnenrezeptor = Golgi-Sehnenorgan, dient als Spannungsfühler.

Bei einer Muskelkontraktion wird das Golgi-Sehnensystem an den Enden des Muskels gedehnt. Bei dieser Dehnung wird die Information über die Spannungszunahme durch afferente IB-Fasern an das Rückenmark gemeldet. Dort werden diese Afferenzen auf hemmende Zwischenneurone kurzgeschaltet, die wiederum mit motorischen Vorderhornzellen des Muskels verschaltet sind.

Somit wird eine weitere Muskelkontraktion gebremst = autogene Hemmung. Wenn also ein Muskel zu stark kontrahiert oder wenn er passiv zu stark gedehnt wird, kommt es zur reflektorischen Erschlaffung.

Die reflektorische Bremswirkung setzt erst bei sehr starker passiver Dehnung oder bei sehr starker aktiver Muskelkontraktion ein, da die Dehnungsfähigkeit der Muskulatur sehr hoch ist und die Reizschwelle in diesem Reflexbogen ebenfalls sehr hoch liegt.

Übungen

Die das Match vorbereitende Gymnastik ist gegliedert in Ausgangsstellung, Anspannung, Entspannung und Dehnung.

Die Entspannungszeit soll lange genug sein (10 Sekunden), damit die Dehnung der tonischen Muskulatur nicht direkt auf die isometrische Anspannung der phasischen Muskulatur folgt.
Da bei Anspannung der phasischen Muskulatur häufig die gegenüberliegende tonische Muskulatur mit angespannt wird, würde bei sofortiger Dehnung eine postisometrische Dehnung entstehen.

Unser Ziel ist jedoch eine dynamische Dehnung, wenn möglich exzentrisch über das entsprechende Gelenk hinaus, um die Bewegungsbahn voll zu nutzen und damit auch die unterschiedlichen Gelenkrezeptoren = Propriozeptoren anzusprechen und miteinzubeziehen.

Die meisten Übungen werden durch die rechte Körperseite dargestellt. Es ist zu empfehlen, die Übungen mit der Schlagarmseite (dominanten Seite) zu beginnen und mit der anderen Seite fortzufahren.

Es wurde der Versuch unternommen, eine Auswahl an sportartspezifischen, also dem Tennissport angepassten Übungen anzubieten, welche auf aktuellen neurophysiologischen Erkenntnissen basieren und bereits bei einer Gruppe von Profi-Nachwuchsspielern mit Erfolg durchgeführt.

Übersicht der Übungen

Schulter

Die rautenförmigen Muskeln (rhomboidale) sind kurz und kräftig, sie verbinden den oberen Rand des Schulterblattes mit dem Rücken und ziehen die Schulterblätter zusammen (Schulterblattfixation). Sie neigen zur Abschwächung und sollen vor dem Spiel angespannt werden.
Der Schulterblattheber und der absteigende Trapeziusmuskel neigen zur Verkürzung und sollen vor dem Spiel gedehnt werden.
Die Gegenspieler (Antagonisten) sind die Brustmuskeln (Pectoralis), welche zur Verkürzung neigen und damit vor dem Spiel gedehnt werden müssen. Hierzu im folgenden die entsprechenden Übungen:

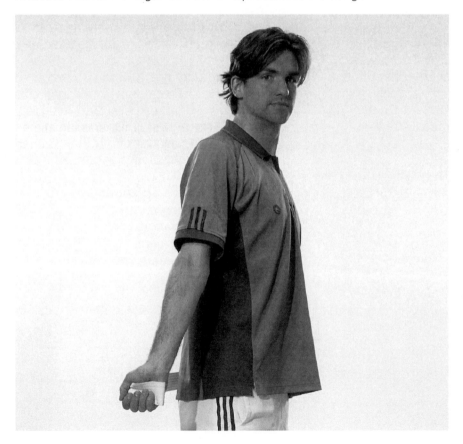

Türdrücker

Ausgangsposition:
Stell dich unter einen Türrahmen, gehe einen
kleinen Schritt unter dem Rahmen nach vorne,
beuge die Arme und strecke sie hinter den
Ohren nach oben. Drücke 7 Sekunden mit
den Handkanten gegen den oberen Rahmen.
Entspannen, seitlich an die Wand (Türrahmen)
stellen, das rechte Handgelenk mit der linken
Hand umfassen, den rechten Oberarm hinter
dem Kopf nach oben führen.

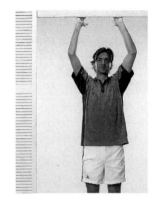

Anspannung:
Den Ellenbogen 5 Sekunden lang gegen die
Wand (Türrahmen) drücken und mit der linken
Hand versuchen, den Arm seitlich nach vorne
wegzuziehen, dabei ausatmen.
Entspannen, die Schlaufe um das rechte
Handgelenk legen, die linke Hand hält das
Schlaufenende fest. Ausgangssituation wie
vorher, also oberhalb und hinter dem Kopf.

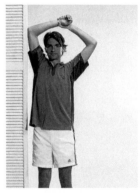

Dehnung:
Linke Hand hält ruhig dagegen, wenn das
rechte Handgelenk das Band nach vorne rechts
zieht, bis der rechte Arm in volle Streckung
kommt. Dabei Kopf gerade, Blick geradeaus.

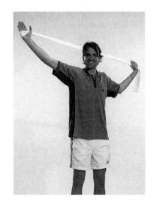

Arme nach hinten strecken

Der vordere Anteil des Schultergürtels besteht aus dem großen Brust-muskel (M. pectoralis major), welcher zur Verkürzung neigt und daher vor dem Spiel gedehnt werden sollte.

Ausgangsposition:
Etwas breitbeinig stehen, beide Arme hinter den Rücken führen, dabei fasst die linke Hand den rechten Unterarm.

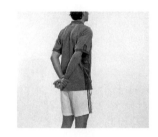

Anspannung:
Die linke Hand zieht den Unterarm zu sich und nach hinten weg. Gleichzeitig versucht der rechte Arm, 5 Sekunden lang gegen den Widerstand zum Rücken zu drücken. Entspannung, Schlaufe um das rechte Hand-gelenk legen, die linke Hand fasst das Band relativ kurz nach der Schlaufe.

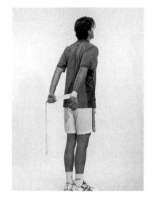

Dehnung:
Die linke Hand zieht hinter dem Rücken den rechten Arm nach links weg, bis beide Arme parallel zueinander nach hinten gestreckt sind.

Dreieck bilden

Ausgangsposition:
Stell dich vor eine Wand oder eine Tür. Nimm
die Füße auseinander und führe die Hände
nach oben.

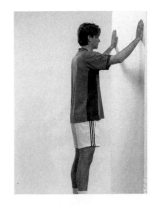

Anspannung:
Kinn etwas nach unten senken, ein Hohlkreuz
vermeiden. Mit beiden Händen 7 Sekunden
lang fest gegen die Wand (Tür) drücken, dabei
ausatmen.

Entspannen:
Das Band mit beiden Händen fassen, Arme in
Streckstellung nach oben führen, dabei Ab-
stand der Hände etwas mehr als Schulterbreite.

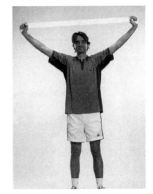

Dehnung:
Arme vor dem Körper seitlich nach unten ziehen,
das Band 15 Sekunden vor den Oberschenkeln
gedehnt halten, dabei ausatmen.

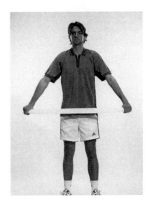

Ballpressen

Ausgangsposition:
Auf dem Stuhl leicht nach vorne gebeugt
sitzen, die Knie etwas nach vorne gestreckt,
und das Kinn dabei leicht einziehen.

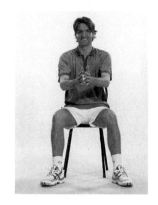

Anspannung:
Tief einatmen, so dass der Brustkorb sich nach
vorne wölbt. Beide Handinnenflächen drücken
bei nach vorne ausgestreckten und leicht gebeugten Armen einen Tennisball 7 Sekunden
lang zusammen. Dabei langsam ausatmen.
Entspannen, aufrecht sitzen, Rücken gerade,
Füße bleiben nach vorne aufgesetzt. Das Band
mit beiden Händen fassen und über den Kopf
führen.

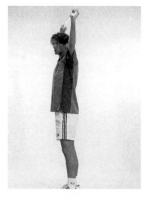

Dehnung:
Arme hinter dem Kopf und soweit wie möglich hinter dem Rücken nach unten führen.
20 Sekunden halten und dabei langsam ausatmen.

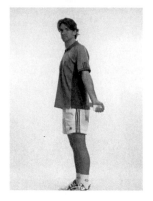

Variation bei Schulterverletzungen:

Es wird nur jeweils eine Seite gedehnt, die Anspannung folgt wie oben beschrieben. Leg dich mit der linken Seite auf den Boden, beide Beine liegen übereinander und sind in der Hüfte 90 Grad gebeugt, in den Kniegelenken etwas mehr gestreckt.

Dehnung:
Über die rechte Schulter: die rechte Hand fasst das Schlaufenende, die linke umfasst das Band am anderen Ende (leichte Dehnung) oder in der Mitte des Bandes (mehr Dehnung) und drückt es gegen die Brust. Nun zieht die rechte Hand das Band vor dem Körper bis zur Streckung des rechten Armes nach hinten weg, so dass die rechte Hand den Boden berührt. Acht Sekunden halten. Bei Seitenwechsel sich auf die rechte Körperseite legen.

Einzel-Armdrücker

Ausgangsposition:
Den rechten Arm gebeugt an den Körper
legen, die Handinnenfläche zeigt dabei nach
oben (Supination).

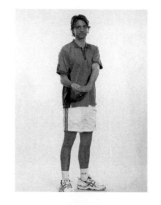

Anspannung:
Die linke Hand kommt nach vorne und versucht, 7 Sekunden lang die rechte Hand nach
unten und hinten weg zu drücken.

Entspannung:
Die linke Hand legt die Schlaufe um das rechte
Handgelenk.

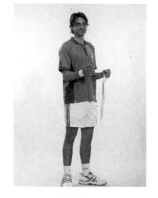

Dehnung:
Die linke Hand fasst das Band in Höhe und vor
der linken Brust. Bei gebeugtem Ellenbogen
zieht das rechte Handgelenk die Schlaufe nach
rechts waagerecht weg und bleibt fünf Sekunden in dieser Endstellung. Fünf Wiederholungen, Kopf und Rücken dabei gerade halten
und ausatmen.

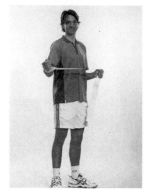

Oberarm

Der Armstrecker (M. triceps) neigt zur Abschwächung, während der Armbeuger (M. biceps) zur Verkürzung neigt. Daher immer vor dem Spiel Anspannung des Armstreckers und Dehnung des Armbeugers durchführen.

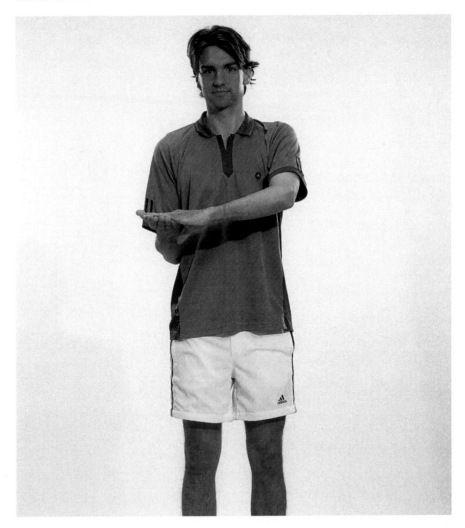

Armstrecker

Ausgangsposition:
Aufrecht stehen, den rechten Unterarm mit
der Hand auf den Kopf auflegen, dabei 90° im
rechten Ellenbogengelenk. Linke Hand an den
rechten Handrücken.

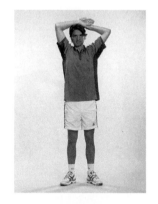

Anspannung:
7 Sekunden lang rechte Hand mit Unterarm
über den Kopf nach hinten drücken, die linke
Hand hält dagegen. Kopf aufrecht, Kinn zeigt
nach oben, ausatmen.

Entspannung:
Die linke Hand legt die Schlaufe um das rechte
Handgelenk, die rechte Hand fasst mit der
Schlaufe nach hinten zum Schulterblatt. Die
linke Hand nimmt hinter dem Rücken das
andere Ende des Bandes.

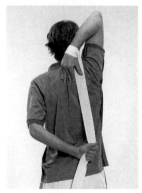

Dehnung:
Die linke Hand zieht hinter dem Rücken das
Band nach hinten weg.

Handdrücker

Ausgangsposition:
Beide Arme vor die Brust nehmen, dabei sind
beide Ellenbogen gebeugt.

Anspannung:
Abwechselnd mit einem gebeugten Arm die
nach oben zeigende Handinnenfläche gegen
die andere Hand drücken.

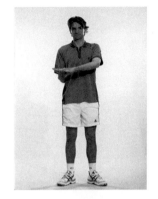

Entspannung:
Die Hand, die gedrückt hat, erhält die Schlaufe
um das Handgelenk.

Dehnung:
Bis zur vollen Streckung wird die Schlaufe nach
hinten am Körper vorbeigezogen, die andere
Hand zieht nach oben entgegen.

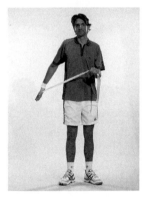

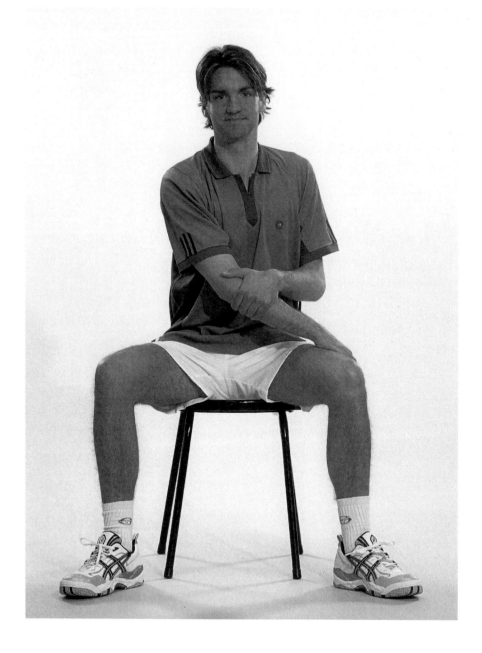

Wanddrücker

Ausgangsposition:
Stell dich vor eine Wand oder vor eine Tür.

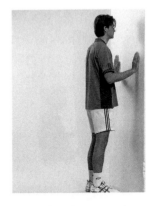

Anspannung:
Presse beide Hände in schulterbreitem Abstand mit der Handinnenfläche gegen die Wand (Tür), Ellenbogen dabei gebeugt.
5 Sekunden lang, dabei ausatmen.

Entspannung:
Einen Arm in leichter Beugehaltung nach vorne strecken und die Schlaufe um seinen Unterarm legen.

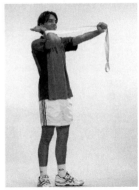

Dehnung:
Den Unterarm mit der Schlaufe nach hinten am Kopf vorbeiziehen bis zur maximalen Beugung im Ellenbogen, die andere Hand zieht das Schlaufenende nach vorne.
15 Sekunden halten, dabei Kopf aufrecht und ausatmen. Die Handinnenfläche und der Handrücken sollen im Wechsel zum Gesicht zeigen.

Arm über Kreuz

Ausgangsposition:
Setz dich auf einen Stuhl, Beine auseinander,
den rechten Arm gestreckt und maximal
nach innen gedreht, lege ihn von außen gegen
den linken Oberschenkel.

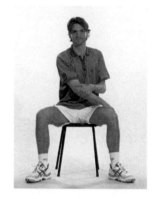

Anspannung:
Mit der linken Hand das rechte Ellenbogengelenk von außen umfassen und 5 Sekunden
lang zum Körper drücken. Dabei drückt der
rechte Arm nach vorne dagegen. Kopf dabei
aufrecht und ausatmen.

Entspannung:
Lege die Schlaufe um die Mitte des rechten
Unterarmes, die linke Hand nimmt das andere
Ende.

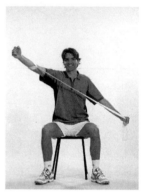

Dehnung:
15 Sekunden lang die Schlaufe mit dem rechten Arm nach vorne oben ziehen, der Arm
bleibt nach innen gedreht, die linke Hand zieht
das Ende nach hinten weg.

FITNESSBAND & RUBBER BAND
- **Effizientes Fitness-Training – nur 10 Minuten pro Tag**
- **Mobil: Einsatz wann und wo immer Sie wollen**

Herzlichen Glückwunsch, dass Sie sich für den Kauf von SPORTS Fitness-Bändern entschieden haben. Mit den Fitness-Bändern können Sie Ihre Fitness mit nur 10 Minuten Training pro Tag effizient steigern. Die Besonderheit: die Fitness-Bänder können überall hin mit genommen werden. Das ermöglicht Ihnen ein mobiles Training – egal ob zu Hause, im Büro oder auf Reisen.

So wird Ihr Training mit den Fitness-Bändern zum Erfolg:

- Trainieren Sie in bequemer Kleidung.
- Wärmen Sie sich vor dem Training durch Gehen oder Laufen auf der Stelle auf.
- Starten Sie Ihr Übungsprogramm mit dem roten Band. Beginnen Sie am Anfang mit 8-12 Wiederholungen. Steigern Sie Ihr Programm dann schrittweise auf 12-16 Wiederholungen. Setzen Sie das blaue Band erst als geübter Sportler ein.
- Beschreibungen ausgewählter Übungen für viele Körperpartien finden Sie in dieser Anleitung. Führen Sie die Übungen langsam und genau durch. Achten Sie dabei auf eine ruhige und gleichmäßige Atmung. Bei Entspannung wird eingeatmet, bei Anspannung ausgeatmet.
- Das Band sollte während der Übungen immer unter leichter Spannung gehalten werden. Dabei unbedingt darauf achten, dass das Band nicht abrutschen kann. Wichtig: Band nie in Richtung Gesicht ziehen.
- Bringen Sie das Band für die Übungen auf die notwendige Länge. Knoten Sie das Band dazu auf die für Sie optimale Länge oder wickeln Sie es mit der Hand auf, bis es die gewünschte Spannung hat. Vermeiden Sie Einschnürungen indem Sie die gesamte Breite des Bandes nutzen.

Für eine lange Lebensdauer der Fitness-Bänder sollten Sie folgende Punkte unbedingt beachten:

- Bänder nach dem Training knitterfrei aufhängen oder locker aufrollen.
- Schweiß sollte mit klarem Wasser entfernt werden. Band anschließend ohne Hitze Einwirkung trocknen lassen und mit Talkum pudern.
- Bänder vor Hitze- oder Sonneneinstrahlung schützen.
- Halten Sie das Band von scharfen Gegenständen (z.B. Ecken, Kanten, scharfkantigen Ringen) fern.

Wichtig: Die Fitness-Bänder sind keine Spielgeräte! Kinder nur unter Aufsicht üben lassen.

1. HÜFTE

Äußere Hüftmuskulatur: Legen Sie sich auf die Seite. Beine anwinkeln und Füße anziehen. Fitness-Band knoten und mit voller Fläche um die Knöchel legen. Bauchdecke anspannen. Das obere Bein anheben und absenken. Dabei das Bein nicht verdrehen, die Ober- und Unterschenkel parallel halten und das Becken nicht nach hinten verdrehen.

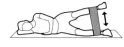

2. BAUCH

Untere Bauchmuskulatur: Legen Sie sich auf den Rücken. Beine anziehen und das Band mit voller Breite über die Knie legen. Enden mit flach am Boden liegenden Händen neben dem Gesäß festhalten. Gesäß anheben und wieder ablegen. Dabei bleiben Schultern und Kopf am Boden.

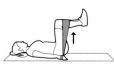

3. BAUCH

Schräge Bauchmuskulatur: Legen Sie sich auf den Rücken. Ein Bein mit der Ferse aufstellen. Das andere Bein nach oben strecken. Legen Sie das Fitness-Band mit voller Breite unter die Schulterblätter. Jede Hand fasst ein Ende und hält das Fitness-Band auf Dauerspannung. Ein Arm liegt auf dem Boden. Führen Sie den anderen Arm diagonal zum gestreckten Bein. Schulter dabei nie ganz ablegen und das Bein nicht bewegen.

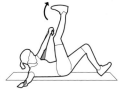

4. RÜCKEN/SCHULTER

Hintere Schulter- und obere Rückenmuskulatur: Sie knien und stellen ein Bein nach vorne auf. Ziehen Sie das Fitness-Band mit voller Breite unter das aufgestellte Knie und kreuzen es. Schulterblätter nach unten ziehen und Bauchdecke anspannen (kein Hohlkreuz). Strecken Sie die Arme auf Schulterhöhe nach vorne. Arme langsam seitlich nach oben ziehen. Dabei bleiben die Ellenbogen gestreckt.

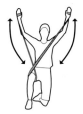

5. BRUST/SCHULTER

Vordere Schulter-und Brustmuskulatur: Sie stehen im stabilen Stand (Beine in Schrittstellung). Die Knie sind gebeugt und der Rücken gerade. Legen Sie das Fitness-Band mit voller Breite um den Rücken und halten die Bandenden mit beiden Händen fest. Fäuste auf Schulterhöhe nach vorne schieben, bis die Ellbogen fast gestreckt sind. Die Schulterblätter müssen dabei nach unten gezogen bleiben.

6. TRIZEPS

Training der Oberarmmuskulatur: Sie stehen im stabilen Stand (Beine schulterbreit auseinander). Fitness-Band auf halbe Länge falten. Eine Hand hält das Fitnessband auf Schulterhöhe, die andere Hand hält das Band auf Hinterkopfhöhe. Ellenbogen dieser Hand nach oben strecken und wieder beugen. Rücken und Kopf bleiben gerade. Schultern unten lassen.

7. BIZEPS

Sie stehen im stabilen Stand (Beine schulterbreit auseinander). Mit den Füßen auf das Fitness-Band stellen und das Band in beiden Händen gespannt halten. Gegen den Widerstand des Bandes die Arme anwinkeln und wieder strecken. Oberkörper dabei gerade halten.

8. OBERSCHENKEL

Vordere Oberschenkelmuskulatur Setzen Sie sich im Ellenbogenstütz (Ellenbogen nicht überstrecken) auf den Boden. Ein Bein anwinkeln und die Ferse auf das geknotete Fitness-Band stellen. Anderes Bein anheben und das Fitness-Band um das Fußgelenk legen. Das Bein leicht drehen (die Kniescheibe zeigt auswärts), Knie beugen und strecken. Dabei zeigt der Fuß Richtung Decke. Ziehen Sie das Knie nicht Richtung Brust, sondern heben den Fuß gegen den Bandwiderstand senkrecht nach oben. Halten Sie das Becken dabei nach vorne gekippt.

9. OBERSCHENKEL

Untere Rücken-und hintere Oberschenkelmuskulatur: Legen Sie sich auf den Rücken. Ein Bein anwinkeln und Ferse aufsetzen. Das andere Bein anheben, so dass der Fuß Richtung Decke zeigt. Fitness-Band flächig über das Becken legen. Becken gegen den Widerstand des Bandes anheben und Gesäß anspannen. Becken dabei nicht verdrehen.

10. Schulter-Übung

Zunächst stellen Sie sich aufrecht hin, Ihre Füße parallel zu den Hüften. Legen Sie das Band um Ihre Hände, sodass Ihre Handflächen einander zugewandt sind und das Band oberhalb Ihrer Handgelenke liegt. Strecken Sie Ihre Arme nach vorne, parallel zum Boden. Atmen Sie tief ein und drücken Sie Ihre Arme nach außen – dabei sollten Sie Ihre Schulterblätter zusammendrücken. Verbleiben Sie einen Moment in dieser Position, atmen Sie dann aus und begeben Sie sich wieder in die Ausgangsposition.

11. Hüft- und Sehnenübung

Zunächst legen Sie sich auf die Seite. Legen Sie das Band um Ihre Beine, sodass es gerade oberhalb Ihrer Knöchel anliegt. Um Ihr Gleichgewicht zu halten, legen Sie den unteren Unterarm auf den Boden und stützen Sie sich mit der oberen Hand vor Ihrem Körper ab. Achten Sie darauf, dass Ihre Hüfte gerade ist und Ihre Zehen nach vorne zeigen. Atmen Sie zunächst ein. Beim Ausatmen, heben Sie Ihr Bein vom Boden hoch – Ihre Zehen zeigen dabei noch immer nach vorne. Verbleiben Sie nun einen Moment in dieser Position, atmen Sie nochmals ein und bringen Sie Ihr Fuß wieder in die Ausgangsposition. Wiederholen Sie diese Übung beliebig oft auf dieser Seite bevor Sie das Bein wechseln. Nun wiederholen Sie diese Übung auf der anderen Seite.

Max.length:500MM

Art-Nr.: 64150 & 64151
NAN-Nr.: 0768345
PO-Nr.: 62/10/2357/01
Hergestellt für:
Centor-Warenhandels GmbH, D-50603 Köln

64150
64151

PAP   PP

MADE IN CHINA

Unterarm

Die äußeren Unterarmmuskeln strecken die Finger, stabilisieren und strecken das Handgelenk. Sie entspringen am äußeren Oberarm-knochen, an dem es häufig zu Sehnenansatzbeschwerden durch die Verkürzung der Muskulatur kommt. Daher sollte diese Muskulatur vor dem Spiel gedehnt werden.

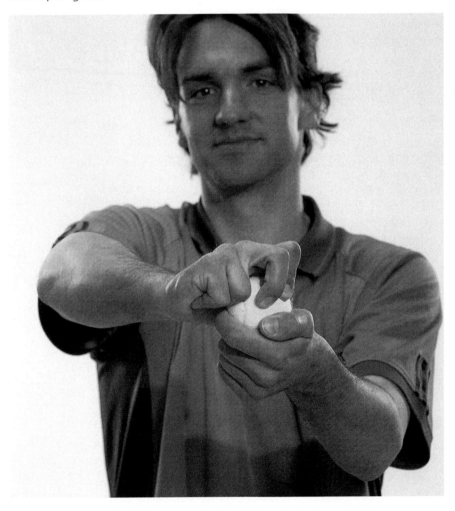

Ballverdreher

Ausgangsposition:
Stell dich hin und strecke beide Arme gerade
vor dir aus. Nimm einen Tennisball und umfas-
se ihn mit der rechten Hand von oben, mit der
linken Hand von unten.

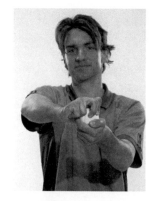

Anspannung:
Beide Hände umschließen so fest wie möglich
und drehen gegeneinander. 5 Sekunden lang
in der Endposition halten und dabei ausatmen.
Dann Wechsel.

Entspannung:
Dabei Luft tief einatmen, Schlaufe abwechselnd einmal um das rechte Handgelenk, dann
um das linke legen. Die andere Hand fasst
das Schlaufenende und zieht jeweils in Prona-
tion oder Supination des Unterarmes seitlich
weg, immer im Rhythmus beim Wegziehen
ausatmen. Dann die Schlaufe um das andere
Handgelenk legen usw. 5 Mal wechseln.

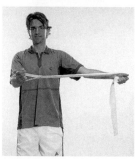

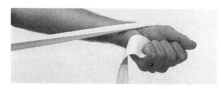
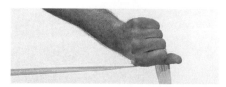

Variation:
Dieselbe Übung, die Arme sind dabei vor dem Körper in Beugestellung.

Dehnung:
Die inneren Unterarmmuskeln beugen die Finger und das Handgelenk.
Sie entspringen am inneren Oberarmknochen, an dem es gerne zu
Sehnenansatzbeschwerden durch ihre Verkürzung kommen kann. Man
sollte sie daher vor dem Spiel dehnen.

Bälle vorzeigen

Ausgangsposition:
Nimm in beide Hände einen Tennisball, die
Handinnenflächen zeigen nach oben. Beide
Arme sind gebeugt und liegen am Körper.

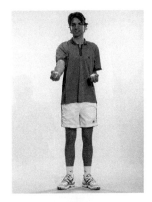

Anspannung:
Beide Hände pressen die Bälle gleichzeitig
5 Sekunden zusammen, wobei auch im
Wechsel ein Arm nach vorne gestreckt werden
kann. Dann immer in der Endstreckung des
einen Armes und Beugestellung des anderen
gleichzeitig 5 Sekunden zusammenpressen
und ausatmen.

Entspannung:
Lege die Schlaufe um den rechten Vorhandrü-
cken, Handinnenfläche zeigt zum Gesicht. Der
Arm ist nach vorne gebeugt, die linke Hand
hält das Schlaufenende.

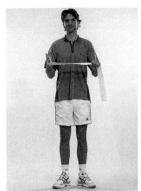

Dehnung:
Die rechte Hand zieht die Schlaufe bis zur
Vollstreckung des rechten Armes, die linke
Hand zieht dagegen. 10 Sekunden in Endstellung halten. Darauf achten, dass die Schultern
zurückgenommen werden und die Wirbelsäule
gerade ist.

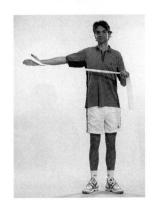

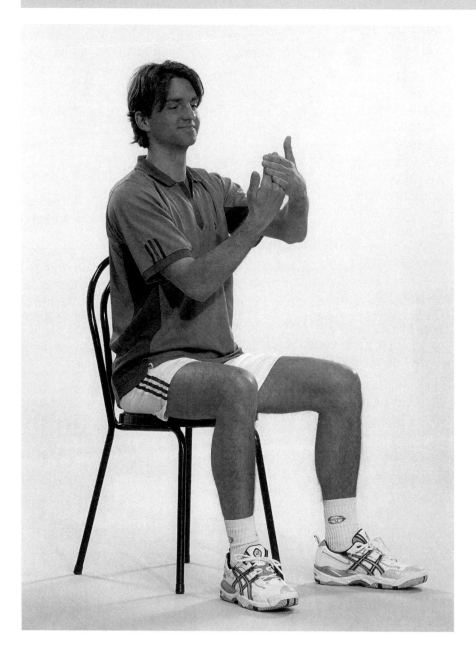

Fingerdrücker

Ausgangsposition:
Im Sitzen den rechten Ellenbogen auf den
rechten Oberschenkel stützen. Der rechte
Unterarm ist nach innen gedreht, der linke
Handballen legt den Tennisball gegen die
Innenfläche aller 4 Finger.

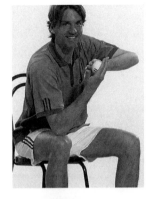

Anspannung:
5 Sekunden lang drücken die 4 Finger den Ball
gegen die linke Hand.

Entspannung:
Schlaufe um die 4 Finger legen.

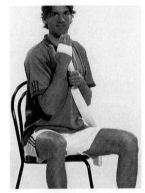

Dehnung:
Ziehe das rechte Handgelenk überstreckt nach
hinten, während die linke Hand das Band vor
der Brust dagegen hält. Dabei bleibt der rechte
Ellenbogen gebeugt. Dabei aufrecht sitzen,
Rücken geradehalten und ausatmen.

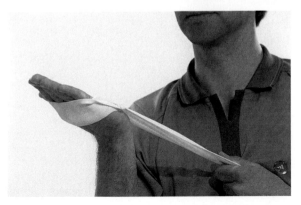

Kartenspieler

Ausgangsposition:
Im Sitzen oder im Stehen das rechte Handgelenk in Beugestellung bringen, die Finger
zeigen zur Brust. Die linke Handinnenfläche
legt sich hinter die Finger.

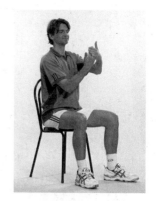

Anspannung:
Das rechte Handgelenk versucht aus der Beuge-
in die Streckstellung zu kommen, indem der
Handrücken gegen die linke Handinnenfläche
5 Sekunden lang drückt.

Entspannung:
Schlaufe um rechte Hand legen, Daumen aus-
geschlossen.

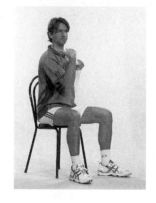

Dehnung:
Gelenk aus Beugestellung gegen den Zug der
Schlaufe in Streckstellung bringen. Dabei zieht
die linke Hand das Schlaufenende zum Körper.

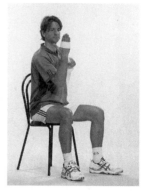

Hüftgelenk

Beugung hauptsächlich durch den M. iliopsoas (Lenden-Darmbeinmuskel), der auch die Lendenwirbelsäule stabilisiert. Er reagiert tonisch und neigt sehr zur Verkürzung. Dann verursacht er untere Rückenbeschwerden. Dies wird verstärkt, wenn seine Gegenspieler, die Hüftstrecker (M.glutäus maximus und M. glutäus medius) geschwächt sind. Da beim Tennis für die häufig frontale Grundstellung eine stabile Lendenwirbelsäule und ein stabiles Becken die Grundvoraussetzung sind, gilt es ganz besonders, vor dem Spiel die Beuger zu dehnen und die Strecker anzuspannen.

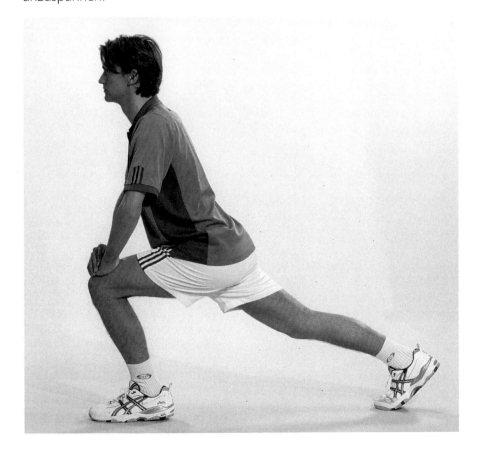

Langläufer

Ausgangsposition:
Stell dich vor eine Wand (oder stütze dich an einem Tisch mit beiden Händen ab). Arme sind leicht gebeugt und nach vorne gestreckt, die Handflächen liegen an der Wand. Presse beide Pobacken mehrmals hintereinander zusammen, immer 7 Sekunden lang.

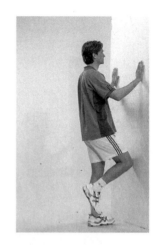

Anspannung:
Beuge das rechte Knie und drücke es 7 Sekunden lang gegen die Wand (Tischbein), Kopf dabei aufrecht, Rücken gerade und dabei ausatmen.

Entspannung:
Lege eine Schlaufe um das rechte Fußgelenk, die andere Schlaufe um das Tischbein (Tennisschläger, der auf dem Boden steht).

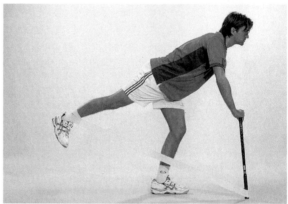

Dehnung:
Während beide Arme gestreckt auf einen Tennisschläger (oder Tisch) gestützt sind, wird das rechte Bein soweit wie möglich nach hinten gestreckt. Dabei wird das Becken nicht verdreht, der Rücken bleibt gerade, Kopf blickt nach vorne, 10 Sekunden halten und dabei ausatmen.

Aufsteiger

Innere Hüftmuskeln = Adduktoren führen den Oberschenkel heran und reagieren tonisch und neigen daher zur Verkürzung. Oft sind sie Ursache der Leistenschmerzen und sollten vor dem Spiel gedehnt werden.

Ausgangsposition:
Den rechten Fuß auf einen Stuhl oder eine Bank stellen, die rechte Hand stützt sich an der Lehne ab, der linke Fuß gleitet nach hinten. Dabei Rücken aufrecht halten.

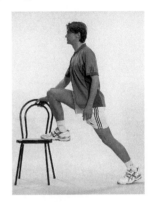

Anspannung:
Presse mehrmals hintereinander die Pobacken zusammen, immer 7 Sekunden lang. Den Körper nach vorne und unten bewegen, 5 Sekunden den Fuß auf den Stuhl pressen, dabei mit der linken Hand dagegen ziehen.

Entspannung:
Tief einatmen, langsam ausatmen und den Fuß noch weiter nach hinten ziehen, bis die rechte Schulter zum rechten Knie kommt.

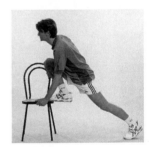

Dehnen:
Den linken Fuß nach vorne auf den Boden setzen, das linke Bein ist im Knie gebeugt, die Hände stützen sich auf dem linken Knie ab. Das rechte Bein wird langsam nach hinten weggestreckt.

Variation:
Die Arme stützen sich am Netzpfosten ab.

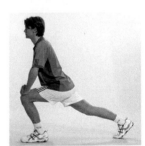

Hampelmann

Hintere Hüftmuskeln machen die Hüftstreckung, Abspreizen = Abduktion, Innen- und Außenrotation und stabilisieren das Becken. Ein Teil (Gluteal-muskel) reagiert phasisch und neigt zur Abschwächung, der andere Teil (Schenkelbindenspanner, birnförmiger Muskel) reagiert tonisch und somit zur Verkürzung. Daher müssen die Glutealmuskeln vor dem Spiel bei Hüft-streckung und Außenrotation angespannt werden, während die anderen zwei beim Abspreizen und beim Außendrehen gedehnt sein wollen.

Ausgang:
Leg dich mit dem Rücken auf den Boden und
lege einen Tennisball zwischen die Fersen.

Anspannung:
Drücke den Tennisball
bei gestreckten Bei-
nen mit angezogenen
Zehen 7 Sekunden
lang fest zusammen.

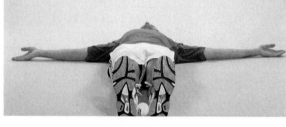

Entspannung:
Lege ein Schlaufenende um die linke und um
die rechte Fußfessel. Arme liegen auf dem Boden, seitlich weggestreckt, Kopf bleibt unten.

Dehnung:
Abwechselnd immer
ein Bein so weit wie
möglich abspreizen,
dann 10 Sekunden
halten, dann wech-
seln. Beim Abspreizen
immer ausatmen,
Gesicht und Nacken
immer locker lassen.

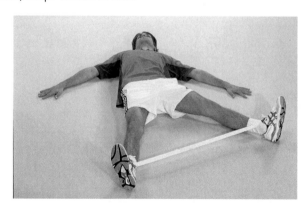

Beine übereinanderschlagen

Ausgang:
Leg dich auf den Rücken, das rechte Bein ist in der Hüfte und im Knie leicht gebeugt, der rechte Fuß steht auf dem Boden. Die rechte Hand stützt die rechte Hüfte, der linke Arm liegt seitlich auf dem Boden. Nun nimm das linke Bein hoch über das rechte Knie und lege den Außenrist des linken Fußes mit der Ferse an die Außenseite des rechten Knies.

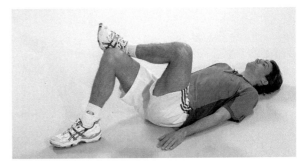

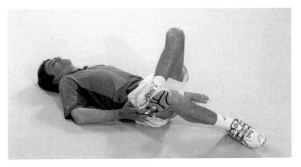

Anspannung:
Beide Pobacken 7 Sekunden lang zusammenpressen und dabei ausatmen. Dann das rechte Knie gegen den linken Fuß 5 Sekunden lang pressen, den Mund dabei öffnen und ausatmen.

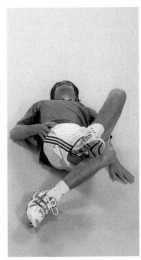

Entspannung:
Tief einatmen.

Dehnung:
Den rechten Oberschenkel unter Druck des linken Fußes nach innen drücken, 15 Sekunden lang halten und dabei ausatmen.

Bauchlandung

Ausgang:
Bauchlage, die Arme nach vorne abgespreizt auf den Boden legen. Die Beine abwechselnd in der Hüfte strecken und dabei nach hinten hochziehen, 8 Wiederholungen, dabei ruhig atmen.

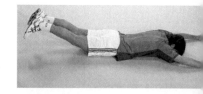

Variation:
Über Kreuz jeweils einen Arm und das gegenüberliegende Bein gleichzeitig anheben.

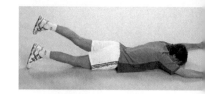

Anspannung:
Beide Fersen etwas abheben und 7 Sekunden lang zusammendrücken.
Aufstehen, 10 Kniebeugen.

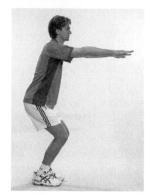

Entspannung:
Die Schlaufen um die Fersen beider Beine legen.

Dehnung:
Verlagere das Gewicht auf das linke Bein, die linke Hand stützt sich an einer Wand oder am Netzpfosten seitlich ab. Das rechte Bein spreizt seitlich ab. Dabei rhythmisch atmen, wobei beim Abspreizen ausgeatmet wird. Rücken gerade halten, Blick nach vorne. Dann die Seite wechseln.

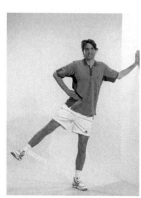

Oberschenkel

Während die hintere Oberschenkelmuskulatur = Kniebeuger (Hamstrings oder ischiocrurale Muskulatur genannt) ausschließlich tonisch reagiert und zu Verkürzung neigt, reagiert bei der vorderen Oberschenkelmuskulatur = Kniestrecker ein Teil tonisch und neigt zur Verkürzung, der andere Teil (innerer und äußerer Schenkelmuskel) reagiert phasisch und neigt zur Abschwächung. Im allgemeinen Krafttraining müssen die Kniebeuger gleich intensiv trainiert werden wie die Kniestrecker. Meistens werden die Kniestrecker mehr trainiert, so dass ein Kräftemissverhältnis entsteht, welches zu erhöhter Verletzungsanfälligkeit führt. Bei unserem Aufbauprogramm vor dem Spiel sollten vorzugsweise der gerade Schenkelmuskel vorne und die Kniebeuger hinten gedehnt und der innere und äußere Schenkelmuskel angespannt werden. Dazu dienen folgende Übungen:

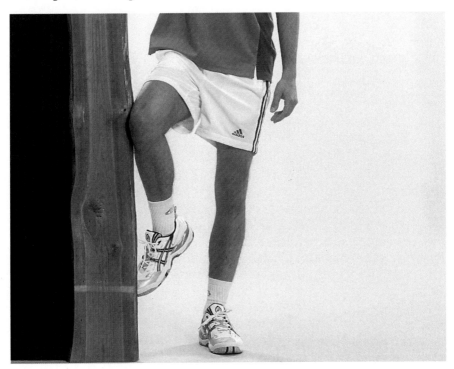

Türdrücker

Ausgang:
Stell dich an den Türrahmen auf das linke Bein,
beuge das rechte Knie und lege den Oberschenkel an den Rahmen, die Arme sind dabei
gestreckt und stützen sich am oberen Türrahmen ab.

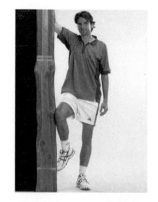

Anspannung:
Drücke den Oberschenkel mit der Außenseite
7 Sekunden gegen den Rahmen, spanne die
Pobacken an. Lass den Rücken gerade dabei.
Wechsle zum linken Türrahmen und drücke
mit der Innenseite samt Knie 7 Sekunden
dagegen. Entspannung, geh zwei Schritte
zurück, so dass du dich mit ausgestrecktem
linken Arm an der Tür abstützen kannst. Lege
die Schlaufe um das rechte Fußgelenk.

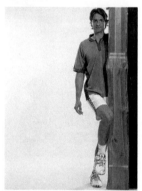

Dehnung:
Fass mit der rechten Hand das Schlaufenende und ziehe es hinter deinem Rücken hoch,
15 Sekunden lang in der Endstellung halten,
Schultern und Wirbelsäule dabei gerade halten, Blick nach vorne, ausatmen.

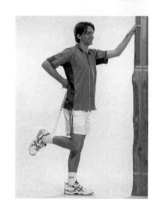

Wechsel:
Lege die Schlaufe um das linke Fußgelenk,
Dehnung wie oben beschrieben.

Rückengrätsche

Ausgang:
fass mit beiden Hän-
den die Stuhl- oder
Banklehne, geh drei
Schritte zurück.

Anspannung:
mache 10 langsame
Kniebeugen, wobei
sich die Fersen leicht
abheben. Rücken
dabei gerade lassen,
Kopf schaut gerade-
aus.

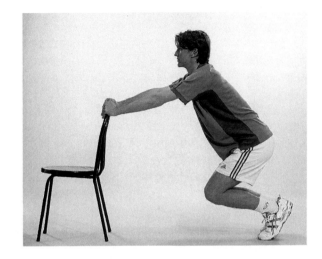

Entspannung,
leg dich mit dem Rücken auf den Boden,
hänge die Schlaufe im Wechsel einmal um die
rechte Fessel, einmal um die linke.

Dehnung:
fass das Schlaufenende mit beiden Händen,
leg dich wieder hin und ziehe dabei das Bein
zu dir. 10 Sekunden halten bei Beugestellung
in der Hüfte bis zum deutlichen Dehngefühl.
Das Knie ist dabei ge-
streckt, Schulter und
Nacken dabei locker
lassen und ausatmen.

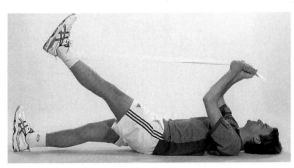

Fuß

Die vordere Unterschenkelmuskulatur mit dem vorderen Schienbein-muskel und dem Wadenbeinmuskel unterstützen das Quergewölbe des Fußes und stabilisieren den Fuß. Wenn die Tendenz zu Verstauchungen der Sprunggelenke, insbesondere zum Supinationstrauma besteht, soll vor allem der Wadenbeinmuskel durch Fußgymnastik trainiert werden. Die hintere Unterschenkelmuskulatur mit dem dreiköpfigen Waden-muskel reagiert tonisch und neigt zu Verkürzungen. Der dreiköpfige Wadenmuskel ist der stärkste Supinator = Heber des inneren Fußrandes und wenn er verkürzt ist, besteht die Gefahr des Übertretens. Als Vor-bereitungsgymnastik vor dem Spiel müssen die vorderen Unterschenkel-muskeln angespannt und die hinteren gedehnt werden. Hierzu dienen folgende Übungen:

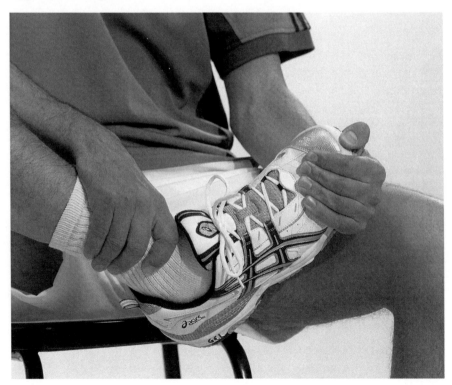

Fuß anschauen

Ausgang:
Setz dich auf einen Stuhl oder eine Bank,
Beine auseinander spreizen, das rechte Bein
hochnehmen und mit der rechten Hand dicht
oberhalb des oberen Sprunggelenkes den
Unterschenkel umfassen. Mit der linken Hand
Zehen und Vorfuß umfassen.

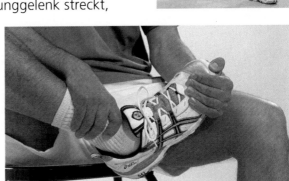

Anspannung:
Während die linke Hand den Vorfuß zum
Stuhl zieht, also das Sprunggelenk streckt,
drückt der Fuß mit
der Ferse gegen die
vordere Stuhlkante
und die Zehen
drücken gegen die
Hand, 7 Sekunden
lang. Der Fuß ver-
sucht, gegen den
Widerstand der linken
Hand, den äußeren
Fußrand anzuheben.

Entspannung:
Mit der rechten Hand die Schlaufe um den
rechten Vorfuß legen, das rechte Bein geradeaus strecken.

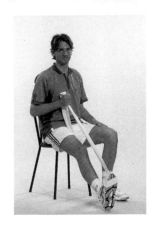

Dehnung:
Mit der rechten Hand das Schlaufenende zum
Körper ziehen, so dass der Fuß sich mit den
Zehen nach hinten beugt, 10 Sekunden lang in
der Endstellung dehnen. Dabei aufrecht sitzen,
Rücken gerade halten und dabei ausatmen.

Watschelgang

Ausgang:
Fersenstand, beide Füße nach innen drehen
(Supination).

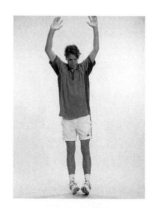

Anspannung:
In dieser Weise ein Bein vor das andere setzen (auf den Fersen gehen), Arme dabei hoch
halten, immer wieder stehen bleiben und die
Vorfüße extrem nach innen drehen, so dass sie
sich berühren.

Entspannung:
Schlaufe um den Vorfuß eines Beines legen,
auf dem anderen Bein stehen. Die Hand der
Gegenseite nimmt das Schlaufenende.

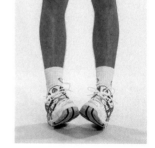

Dehnung:
10 Sekunden lang mit der Hand der gegenüberliegenden Seite das Band vor dem Körper
seitlich wegziehen, so dass der innere Fußrand
mitangehoben wird (Supinationsstellung)

Variation:
10 langsame Kniebeugen auf Zehenspitzen,
Schlaufe um Vorfuß des angehobenen Beines
legen, dehnen wie oben.

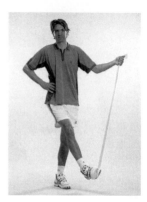

Wanddrücker

Ausgang:
Mit dem Gesicht zur Wand sitzen, Beine sind
im Hüft- und Kniegelenk gebeugt.

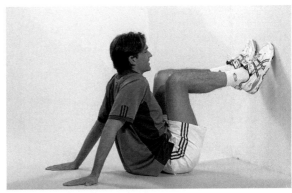

Anspannung:
Mit beiden Fußspitzen gegen die Wand
drücken.

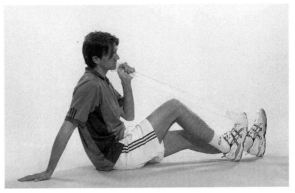

Dehnung:
Die Schlaufe um den Vorfuß legen und mit der
gegenüberliegenden Hand nach hinten zum
Brustkorb ziehen.

Zehendrücker

Ausgang:
Im Ausfallschritt ein Bein seitlich nach vorne
setzen und den Körper nach vorne verlagern.
Rücken dabei geradehalten.

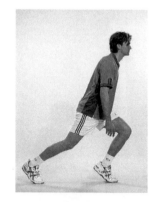

Anspannung:
8 Sekunden lang den Vorfuß mit den Zehen
fest gegen den Boden pressen.

Entspannung:
Schlaufe um den Vorfuß legen.

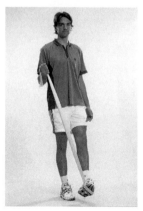

Dehnung:
Mit der Hand der gegenüberliegenden Seite
das Schlaufenende zu sich ziehen, so dass sich
der Fuß nach hinten beugt und der innere
Fußrand angehoben wird.

Rücken

Die Rückenstrecker im Lendenbereich reagieren tonisch und neigen zu Verkürzung und damit zur Hohlkreuzbildung. Die Rückenstrecker im Brustbereich reagieren phasisch und neigen zur Abschwächung und damit zum Rundrücken. Wenn gleichzeitig die Muskeln der Brustwirbelsäule abgeschwächt und die der Lendenwirbelsäule verkürzt sind, entsteht der Hohlrundrücken.

Die vorne liegende Bauchmuskulatur reagiert auch phasisch und neigt zur Abschwächung. Sie stabilisiert ebenso wie die Rückenmuskulatur Becken und Rumpf, was enorm wichtig ist für das Tennisspiel und für den Einsatz der Extremitätenmuskulatur. Als Vorbereitungsgymnastik empfiehlt sich einerseits eine Anspannung der Bauch- und Brustwirbelsäulenmuskulatur und andererseits die Dehnung im Lendenbereich. Hierzu dienen folgende Übungen:

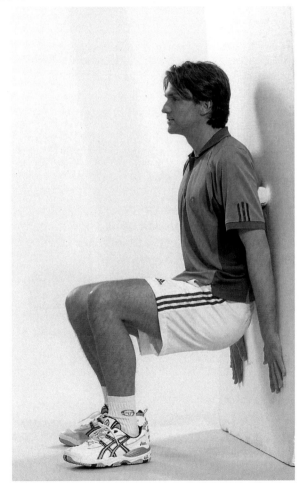

Freisitzer

Ausgang:
In Hockstellung mit dem Rücken zur Wand.
Zwei Tennisbälle hinter beide Schulterblätter
legen und den Rücken an der Wand langsam
aufrichten, bis beide Knie die 90 Grad-Stellung
erreichen. Arme nun vorne vor der Brust ver-
schränken oder nach vorne strecken.

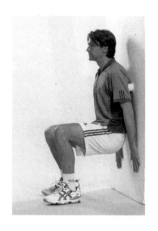

Anspannung:
Bauch und Po anspannen, gleichzeitig
8 Sekunden lang die Schultern gegen die
Bälle drücken, dabei ausatmen.

Entspannung:
Stütze dich hinten mit den Händen ab und
richte dich langsam in den Stand auf.

Dehnung:
Beine etwas auseinander stellen, im Rundrücken ganz nach unten beugen, Kinn dabei
vor die Brust senken. Das Band hinten um
beide Sprunggelenke legen und links und
rechts mit den Händen an den Enden fassen.
Nun gleichzeitig 15 Sekunden lang langsam
nach vorne wegziehen und dabei ausatmen.

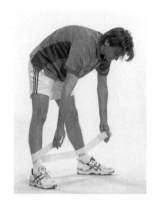

Seitliche Rumpfmuskulatur

Zusammen mit der schrägen Bauchmuskulatur stabilisiert die seitliche Rumpfmuskulatur (viereckiger Lendenmuskel, Schenkelbindenspanner) den Rumpf und das Becken und streckt die Lendenwirbelsäule. Eine Verkürzung wirkt sich negativ auf die Wirbelsäule aus und macht vor allem Probleme bei der Vorhand. Folgende Übung dient zum Anspannen des viereckigen Lendenmuskels und zur Dehnung des Schenkelbindenspanners (M. tensor fasciae latae).

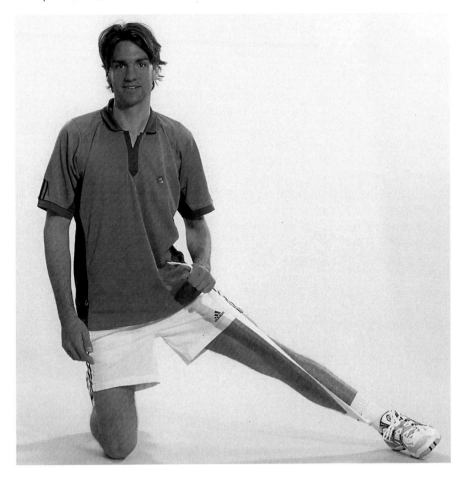

Hüftheber

Ausgang:
Leg dich seitlich auf
die Außenseite des
linken Beines und der
Hüfte. Das linke Bein
ist 90 Grad abgewin-
kelt, das rechte liegt
gestreckt darüber.

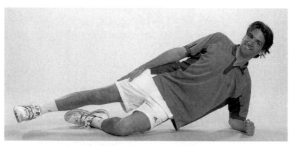

Stütz dich mit dem linken Unterarm auf dem
Boden ab.

Anspannung:
Hebe für die Dauer von 7 Sekunden das rechte
Bein gestreckt und die linke Hüfte hoch.

Entspannung:
das rechte Bein kniet nach vorne, das linke
ist seitlich gestreckt und abgespreizt, nur der
linke Fuß berührt den Boden. Lege die Schlaufe um den linken Vorfuß oder um das linke
Sprunggelenk und fasse das Schlaufenende
mit der linken Hand.

Dehnung:
Ziehe mit der linken
Hand das Band über
den Kopf hinweg bis
zur Streckstellung des
linken Armes. Dabei
wird die linke Rumpf-
seite nach rechts ge-
neigt. Diese Stellung
10 Sekunden halten,
Nacken nicht ver-
spannen, ausatmen.

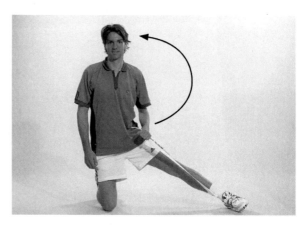

Nacken- und Halsmuskulatur

Die Rückenstrecker oder Halsextensoren bestehen im Halswirbelsäulenbereich aus einer großen Anzahl kleiner Muskeln und sind im Nackenbereich die Fortsetzung eines komplizierten Netzes von Muskellagen, welche die ganze Wirbelsäule am Rücken stützen. Verkürzte Nackenmuskeln führen zu einer Fehlstellung der Halswirbelsäule und dadurch zu einer verminderten Belastbarkeit sowie beim Aufschlag zu erhöhter Verletzungsanfälligkeit. Da der Kopf der schwerste Teil des Körpers und am weitesten vom Erdboden entfernt ist, ist die Funktion der Halsmuskeln für das Gleichgewicht äußerst wichtig und kann die ganze Kopfhaltung verändern. Folgen sind dann Becken- und Kreuzbeinprobleme. Die Halsbeuger oder Halsflexoren sind nicht so kräftig wie die Strecker und können bei Abschwächung Schwindel, Ohrensausen, Allergien und Sehstörungen verursachen. Bekannt ist auch, dass zu enge Schuhe die Ursache für schwache Nackenmuskeln sein können, wenn die Zehen vorne gegen den Schuh gedrückt sind.

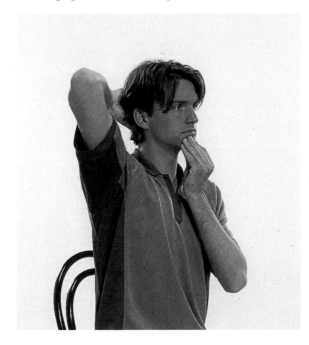

Die Halsbeuger reagieren bei Stress sehr leicht mit Anspannung und ermüden, wenn man für längere Zeit nach unten schaut. Daher beim Sitzen auf der Bank während des Seitenwechsels nicht nach unten auf den Boden schauen und dabei die Wirbelsäule beugen, sondern den Nacken nach hinten in das angespannte Handtuch drücken. Dabei das Kinn nach oben nehmen.

Kopfrollen für den Nacken

Ausgang:
Rechte Hand fasst an die rechte Schläfe.

Anspannung:
Kopf und Nacken drücken 5 Sekunden lang
dagegen.

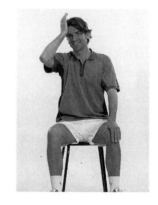

Entspannung:
Rechte Hand legt die Schlaufe um den Kopf
und zieht dann langsam am Schlaufenende
nach rechts, Kinn nach unten gerichtet, Mund
dabei geöffnet.

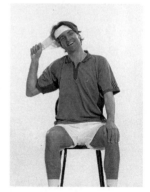

Dehnung:
Der Kopf wird 10 Sekunden lang gegen das
Band nach links über die linke Schulter gezo-
gen, dabei ausatmen. Seite wechseln.

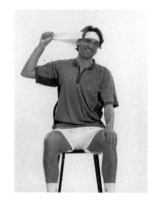

Variante

Ausgang:
Rechte Hand fasst über den Kopf an die gegenüberliegende Schläfe.

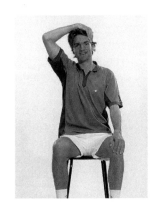

Anspannung:
Kopf drückt bei geöffnetem Mund 5 Sekunden dagegen.

Entspannung:
Beide Hände fassen das Schlaufenende und
führen das Band hinter den Kopf, Arme in den
Ellenbogen gebeugt.

Dehnung:
Beide Hände ziehen die Schlaufenenden
seitlich weg, fast bis zur Streckung der Arme.
Nun wird der Hinterkopf am Band entlang von
einer Seite zur ande-
ren gerollt und immer
in der Endstellung
seitlich nach hinten
gedehnt. Dabei keine
große Kraft aufbrin-
gen und den Mund
offen halten. 15 Mal
hin- und herdrehen
und in der Endstel-
lung sanft nach
hinten drücken.

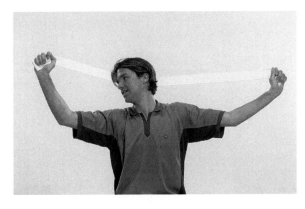

Nicken für den Nacken

Ausgang:
Setz dich auf einen Stuhl, die Beine etwas
nach vorne nehmen und aufrecht sitzen, so
dass Ohr-Schulter-Hüfte in einer senkrechten
Linie liegen.

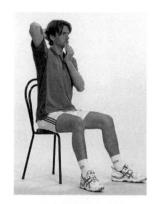

Anspannung:
Die Finger der linken Hand umfassen das Kinn,
wobei der Daumen von unten gegen das Kinn
drückt. Die rechte Hand fasst das Hinterhaupt
an der Grenze zum Nacken und zieht den
Kopf sanft nach oben, während das Kinn gegen den Daumen der linken Hand nach unten
drückt. 5 Sekunden lang, dabei den Mund
geschlossen halten und durch die Nase atmen.

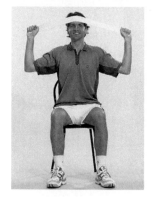

Entspannung:
Beide Hände fassen das Band und halten es
vor der Stirn.

Dehnung:
Den Kopf 5 Sekunden lang leicht nach vorne
gegen das Band drücken, dabei den Mund
etwas öffnen.

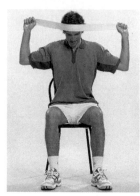

50

Geeignete Dehnungsbänder

Das Gymnastikband soll ein Dehnungs- und kein Kräftigungsband dar-
stellen mit einer speziellen Anforderung: um die tonische Muskulatur,
die zu Verkürzung neigt, vor dem Spiel aktiv und dynamisch (aus der
Bewegung heraus, exzentrisch unter Einbeziehung der benachbarten
Gelenke) zu dehnen, darf der Kraftaufwand nicht zu groß sein, um
dieses Band zu dehnen. Dies erreicht man dadurch, dass der Textilan-
teil höher ist als der eingearbeitete Gummianteil: ungefähr 80% Textil
und 20% Gummi, wie man es bei einem Nahtbahnenband vorfindet.
Außerdem kann der Spieler die Länge des Bandes während der Übung
individuell bestimmen, indem die Hand das Schlaufenende zum Beispiel
nach Verletzungen weiter entfernt umfasst. Solche Bänder findet man
in Haushaltswaren-Kurzwaren- oder Textilgeschäften für wenig Geld.
Man muss dann nur noch die Schlaufe einnähen. Die Länge des Bandes
sollte die Hälfte der Spannweite der Arme, von den Fingerspitzen gemessen, betragen. Die Breite sollte dem Handgelenk entsprechen, von
Innen- zu Außenknöchel gemessen, also 6 bis 8 cm breit.

Zurück ins Spiel mit Kinesiologie

Zurück ins Spiel mit Kinesiologie bei Konzentrationsstörungen, mentalem Abbau, bei Spielunterbrechung wegen Regen oder bei Verletzungen. Mit den folgenden Übungen aktivieren wir Koordination, den Visuellen Bereich, den Mentalen Bereich und das Energieniveau. Je nach Bedarf und Auswahl können die Übungen während des Seitenwechsels auf der Bank oder vor dem Match der Reihe nach auf einem Nebenplatz bzw. in der Umkleide durchgeführt werden.

Zeitaufwand: eine Viertelstunde.

Koordination

a) Kreuzen der Körpermittellinie
Die linke Hand liegt auf dem Bauchnabel, die Finger der rechten Hand massieren die Grübchen links und rechts neben dem Brustbein eine halbe Minute lang. Dann den Ball zwischen die Innenseiten beider Knie nehmen, welche den Ball zusammendrücken. Dabei auf das aufgemalte Kreuz am Ball schauen, ebenso eine halbe Minute lang.

b) Balance halten
Die Finger der rechten Hand drücken sanft in die Vertiefung hinter dem linken Ohr. Die linke Hand liegt auf dem Nabel. Nach einer halben Minute die Seite wechseln. Nun den Schlägergriff senkrecht zwischen die Knie klemmen, die Schlagfläche schaut Dich an. Fixiere den Schlägerrand im schnellen Wechsel von rechts nach links und zurück, dann von oben nach unten und zurück, dann von einem Netzpfosten zum Schläger und zurück.

c) Gehirn aktivieren
Durch Überkreuzbewegungen im Stehen, Laufen oder auch im Sitzen auf der Bank: die rechte Hand fasst zur Außenseite des rechten Knies, die linke Hand fasst zur Außenseite des rechten Knies immer im Wechsel, dabei das Bein leicht anheben. Die rechte Hand geht zum linken Ellenbogen und umgekehrt. Den rechten Fuß anheben und über das linke Knie nehmen, dann mit der rechten Ferse gegen die Außenseite des linken Knies drücken und umgekehrt. Mit der rechten Hand die linke Ohrmuschel oder das Ohrläppchen massieren und umgekehrt.

Visueller Bereich

a) Besser Sehen
Die Fingerspitzen beider Hände drücken an die Unterlippe und an das Schambein eine halbe Minute lang, dann die Seite wechseln. Anschließend den Schläger auf den Boden stellen und zwischen die Beine nehmen, ihn fixieren und sich eine senkrechte Linie vorstellen.

b) Aufmerksamkeit steigern
Die Fingerspitzen beider Hände drücken leicht gegen Oberlippe und Steißbein im Stehen. Damit halten wir die Raumpunkte und aktivieren die Mittellinien aller 3 Dimensionen: Lateralität, Fokus, Zentrierung. Nach einer halben Minute die Seite wechseln. Dann den Ball in die Mitte der Schlägerfläche legen, der Schläger liegt vor einem auf dem Boden. Die Augen folgen um den Rahmen ringsherum, einmal im und einmal gegen den Uhrzeigersinn. Dann folgen die Augen einer Acht, die sich im Ball kreuzt. Man kann auch eine Spirale auf den Ball malen, eine Acht oder ein X und dieses Symbol mit den Augen fixieren.

Koordination und Visueller Bereich

a) Acht malen
Mit dem ausgestreckten Daumen, mit dem Schlägergriff, mit dem Schlägerrahmen am Boden, mit den Schuhspitzen am Boden. Dabei am Mittelpunkt beginnen, die Rechtshänder fahren nach links oben, also gegen den Uhrzeigersinn, die Linkshänder fahren nach rechts oben. Die Augen folgen genau der Acht, der Kopf bleibt still.

b) Eule
Die rechte Hand drückt die linke Schulter leicht zusammen, der Kopf wird gebeugt und bewegt sich langsam von links nach rechts und wieder zurück. Dann die Seite wechseln nach einer halben Minute.

Mentaler Bereich

a) Aufputschen
Die Handflächen zeigen nach oben, die Handkanten werden an der oberen Handfalte rhythmisch gegeneinander geklopft, dabei spricht man mit sich: Ich gewinne das nächste Spiel.

b) Balance finden
Die Zeige- und Mittelfinger beider Hände berühren sanft die Stirnhöcker zwischen Augenbrauen und Haaransatz. Dabei die Augen schließen und sich die Siegerpose vorstellen: Hochspringen vor Freude, sich auf den Boden werfen wie Kürten in Paris und in Rückenlage Arme und Beine von sich strecken.

c) Stressabbau
Mit überkreuzten Beinen stehen, die Arme nach vorne strecken, das linke Handgelenk wird über das rechte gelegt, die Finger werden verschränkt und die Hände nach innen zur Brust gedreht, dann für eine halbe Minute die Augen schließen, Seite wechseln.

Aktivierung von Reserven

a) Energie bereitstellen, Müdigkeit vertreiben.
Mit Ballkreisenden Bewegungen den Ball vom Schambein ausgehend bis zur Unterlippe führen oder mit den Fingerspitzen einer Hand mit kreisenden Bewegungen von unterhalb des Bauchnabels bis unterhalb der Unterlippe massieren.

b) Denkmütze
Im Stehen oder im Sitzen mit beiden Händen an die Ohren fassen und dabei die Ohrmuschel mit Daumen und Zeigefinger nach hinten ziehen und leicht massieren eine halbe Minute lang, dann Hände über Kreuz nehmen und gegenüberliegendes Ohr massieren.

c) Symbol suchen und finden
Die Initialen oder ein geliebtes Logo auf den Ball oder die Tasche malen und eine halbe Minute lang fixieren. Ein Kreuz irgendwo im oder außerhalb des Spielfeldes malen oder das T zum Kreuz verlängern und eine halbe Minute lang fixieren.